Fui adicto a esta droga Qué tal usted?

Robert Billions Kincade III
Demetrice Kincade Sheriff, M.A.Ed.

Aviso Legal

Este libro fue escrito con el único propósito de ayudar a la gente. No es la intención de dictar a la gente que substituyan lo que deseen de comer. No somos médicos, sin embargo, la información que compartimos puede ser muy útil para la mente, cuerpo y alma. No nos malinterpreten. Damos gracias a Dios por los hospitales y los médicos porque los necesitamos, pero los podríamos necesitar mucho menos si nos educaramos.

Agradecimiento

A cualquier persona que abrió este libro y me dio una oportunidad como escritor, significa mucho para mi. Me gustaría decirles que están permitiendo que mis sueños se hagan realidad. Para toda persona que disfruta mis trabajos, les prometo tener materiales en el futuro para que usteds pueda leer.

Aprecio a mi familia interna por apoyar cualquier cosa que hago, que es positivo. Amo a todos de ustedes. Este es un nuevo comienzo para todos de nosotros.

Robert

Para mi hija, Cherice, y sobrino, Robert IV, quien los amo abundantemente, les agradezco tanto por su continuo apoyo.

Demetrice

Nosotros apreciamos a nuestros abuelos difuntos, nuestra abuela, tías, tíos, primos, familiares y amigos. Los amamos a todos y gracias por vuestro apoyo.

Realmente apreciamos nuestros padres Roberto y Bettie Kincade por ser el mejor. Los amamos!!!

Robert & *Demetrice*

Gracias

Le doy gracias al Señor por hacer esto posible.

Gracias a mi administrador que resulta ser mi hermana Demetrice (Mica) por el gran esfuerzo y energía detrás de nuestro primer proyecto junto. Mirando hacia adelante a trabajar contigo en muchos proyectos grandes en el futuro. Sabes que tengo un montón de ideas salvajes y locas. Habra gran diversión en el futuro!

¡Gracias a mi padre por ayudarme a crear la portada del libro.

Gracias a Rod Goodman por las fotos.

Agradecimientos Especiales

Mi hermana y yo nos gustaría dar le las gracias a la Dr. Cassundra White-Elliott de CLF Publishing, LLC por su arduo trabajo y dedicación. Ella es la razón de que este proyecto pudo suceder tan rápido. Cassundra, eres una persona increíble!

Tabla de Contenidos
Volumen 1

Tabla de Contenidos
Volumen 2

Volumen 1

Fui adicto a esta droga

Capítulo 1

Por el Amor al Gimnasio

Era año 2001, cuando por primera vez tuve la idea sobre levantar pesas. Al crecer como adolescente, siempre fui el muchacho guapo pero flaco. Aunque esto no fue algo malo, me veía como un hombre normal, pero delgado. Cuando llegué a la edad adulta empecé a contemplar si quería continuar mirandome igual o intentar algo nuevo.

En ese tiempo, tenía muy poco dinero para inscribirme en un gimnasio, así que me decidí a conformarme con un viejo juego de pesas que tenía por ahí en la chochera que estaban pidiendo a ser desempolvada. Estaba sucio, repugnante, polvoriento. Después de la gran limpieza, tenía alrededor de 80 Kilos de peso para levantar. En ese tiempo, pensé que era una amplia cantidad de hierro para levantar. Usar la banca de pesas con 50 Kilos fue asesinato a mi pecho pequeño.

Sólo la idea de entrenar me hizo sentir bien por dentro, y el entrenamiento no es completo sin algún tipo de ejercicio para conseguir que el viejo corazón palpite. Baloncesto siempre había sido una gran parte de mi vida, y era todo el cardio acondicionado que necesitaba. El problema era que yo ya no jugaba baloncesto como lo hacía en el pasado. Correr fue la única cosa que vino a mi mente. Con el tiempo, yo sabía que esta combinación triara unos buenos resultados.

Dos días a la semana, haría mis entrenamientos. No era malo hacer unos rizos para los brazos. Terminaba con un lento recorrido alrededor de la cuadra. Después de un corto período de tiempo, dejé de tenerle miedo a las terribles pesas. Esta actividad continuaría una y otra vez en los próximos años.

Con el tiempo volando, el año 2005 llego. Simplemente mantenerse en forma ya no era suficiente. Una vez más, ya no estaba satisfecho con mi físico. Cuando miré en el espejo, estaba en forma, pero aún era demasiado delgado arriba de mi cintura. Cada vez que me encontraba en una tienda, una revista de culturismo encontraría su camino hacia mis manos. Ya no pude aguantar más. Llegó el momento de inscribirme en un gimnasio.

Lo único que me retenía era que no podía hacer los pagos para el gimnasio. Las leyes de la atracción estaban de mi lado porque efectivamente un día mi hermana me hablo preguntando si estaba interesado en obtener una membresía del gimnasio. Tuve que saltar sobre este acuerdo inmediatamente porque ella trabajaba para una empresa que daba grandes descuentos por membresía en el gimnasio llamado 24 hour Fitness. Le dije registrarme el día siguiente.

Entrenar en un gimnasio fue un poco intimidante al principio. Mi primera vez allí no sabía qué diablos hacer además de darle a una señorita con suerte una oportunidad de tener una cita en el futuro conmigo (haha). Además, yo no sabía cómo utilizar la mitad del equipo. No quiera pedir ayuda a nadie, especialmente una mujer ya que daría la impresión que yo era un novato. Como todos sabemos, los hombres tienen el problema del ego tonto a veces. Por lo tanto, básicamente me tomo un buen tiempo llegar a ya no estar intimidado por las máquinas.

Una vez que encontré una rutina que era cómoda, era tiempo para desarrollar algunos músculos. Levanté la barra al pasar de dos días a la semana a cuatro días a la semana en el gimnasio. Los meses pasaban y el mundo del estado físico ahora se convertiría en parte de mi

vida. Es cierto lo que dicen, "Puede ser adictivo."
A veces, me enojaba si no podía ir al gimnasio.

Mi reflejo en el espejo estaba empezando a mostrar algunos resultados, pero la satisfacción no se alcanzó. Estaba cansado de ver a los hombres musculosos paseándose riéndose todo el tiempo. Yo quería ser uno de ellos. La guinda del pastel fue cuando yo estaría en casa viendo videos y aparece alguien como LL Cool J sin camisa viviendo la gran vida en los videos de rap.

Entonces, cómo voy a aumentar mi tamaño? No estaba demasiado emocionado acerca de tomar todos los polvos de proteína, así que decidí inyectar me con unos esteroides que compré en el mercado negro. (Es en broma). Decidí consumir más alimentos. Sabe usted que comer es una adicción en sí mismo. Constantemente, comería todo, especialmente si se decía que era alto en proteína. No era normalmente un gran comensal de carne, pero durante ese tiempo, probablemente me convertí en una media vaca.

Para el 2007, había empacado cerca de 12 Kilos, que hizo una tremenda diferencia. No me subí en la bascula mucho en ese entonces, pero mi ropa me quedaba diferente. Mucha gente comenzó a cuestionar acerca de lo que estaba haciendo o tomando. Chicos me pedían consejos sobre levantar pesas, y las mujeres hacen preguntas simplemente por estar preguntando. Las señoras realmente les gustan los músculos, eso nunca cambiará. Durante este tiempo, entraba al gimnasio con mi cabeza en alto. Ya no era el novato caminando alrededor nerviosamente. Uno de los objetivos en mi vida había sido logrado. Me sentía imparable.

Capítulo 2

Comer para la Salud

Como he dicho antes, yo estaba comiendo todo lo que estaba frente a mí; Sin embargo, eso no es exactamente bueno, a pesar de que comí un montón de verduras y frutas. Yo sabía que era importante para la salud, pero no me di cuenta que tanto en ese tiempo. Aunque me sentí bien, comencé a comprender que era necesario reducir mi consumo de carne porque es duro para el sistema. El resultado fue una leve disminución en peso. No era gran cosa, todavía mantuve mis músculos. El músculoso tiene un montón de diversión. Como de costumbre, yo todavía estaba disconforme con mi apariencia. Aprendí que parte de la adicción al el ejercicio es que uno nunca está satisfecho. Mientras buscaba una nueva imagen, me di cuenta de quer ya era hora de cambiar mis hábitos de alimentación, y tuve que decidir qué no comer, porque la peor comida que comía era en forma de dulces. Sí, dije dulces. Esto parece ser la peor pesadilla de todos. No estoy seguro acerca de los otros países, pero en Estados Unidos, somos fanáticos al postre.

Desde la infancia, el postre ha sido mi comida favorita del día. Como la mayoría de nosotros, yo fui criado para tener algo dulce después de cada comida grande. Yo estaba tan lavado del cerebro con este pensamiento que era difícil para mí comer a menos de que supiera que iba ser seguido por algo lleno de azúcar. Al igual que la mayoría de nosotros, yo era un fanático.

Algo referente a mí es que me encanta experimentar. Estaba esperando un nuevo reto. Quería ponerme a prueba mentalmente, tratando de estar sin mi adicción por un tiempo. Qué tan difícil puede ser dejar un pedazo de pastel por un plato de piña recién cortada. Qué tan difícil sería tirar un refresco en la basura a **cambio de un vaso**

de jugo. Esto suena fácil, así que decidí comenzar a beber más agua con regularidad. Después de un par de semanas de tortura, llegue a beber solo unos refrescos o refresco por día. Era realmente difícil beber agua con ciertos alimentos, como una hamburguesa y papas fritas. Mentalmente, así quedamos programados a pensar que ciertos alimentos deben combinarse con algún tipo de refresco. Este tipo de pensamiento es pura locura. Sé que piensan así porque muchas personas han compartido estos pensamientos conmigo. Nunca entendemos a que grado de adicción estamos a algo hasta que dejemos de hacerlo. Esta fue la etapa inicial en la cual investigue y aprendi cómo nuestro consumo de azúcar es una enfermedad.

Pasaria un tiempo antes de que mi mente me permitiera beber agua con cualquier comida. Fue una buena sensación llegar a este punto. Pronto, lo empecé a notar como mi cuerpo fue siendo afectado por agua. Ya no tengo esa sensación de inflamación dentro de mi estómago a la cual me había acostumbrado. **Mi cuerpo se sentía más en paz con sí mismo**. Lo que realmente me gustó era que mi comida se digeriría más fácil. Como todos ustedes saben, digestión fácil significa que su tiempo en el baño es mucho más tranquilo. Por favor, cada uno, hagase un favor y tome más agua.

En el gimnasio, me pesaba como una vez a la semana. Para mi sorpresa, mi peso bajó una vez más. Fue impactante, pero había bajado cerca de 2 Kilos más. Sólo por tomar agua había perdido 3 kilos en total. Mi tamaño bajó un poco, pero no era demasiado notable. Continué con mi misma rutina de alimentos, excepto que quería probar resistir dulces por completo por un tiempo. Este tipo de desafío se convertiría en una guerra dentro de mi cabeza.

Recuerdo claramente pasar dos días sin azúcar, y ya no me pude resistir. Por la noche, literalmente corrí a la cocina como si buscaba una solución de drogas. Para mi tristeza, no se encontraron delicias. Se podría decir que realmente estaba enojado. Ni siquiera me gustan los dulces, pero me metí una bola de gomitas en mi boca que estaban hacia abajo de un frasco. Los escupí porque odio gomitas. Después tomé un refresco del refrigerador y me tomé la mitad. No me satisfizo, pero al menos me calmo mi necesidad por azúcar, por lo que podría ir a dormir.

Al día siguiente, me compré un buñuelo, solo para que mi mente pudiera descansar. El primer par de bocados del buñuelo sabía como algo del cielo. Después de este tropiezo, yo estaba listo para volver a mi meta. Estaba empezando a pensar por mí mismo, el objetivo que tenía en mente no valdría la pena. Tratar con antojos de azúcar sería demasiado monstruo para enfrentar.

Los alimentos que dejé de comer fue casi la mitad de mí entre de comida regular. Renunciar a cereal en la mañana era un alimento muy difícil para renunciar. Estoy seguro que algunos de ustedes están pensando por qué dejé de comer cereales. La mayoría de cereales vienen empaquetado con azúcar, y por supuesto, si el cereal no viene lleno de azúcar, la mayoría de nosotros les echaría un montón de azúcar. Lo que era aún más difícil que renunciar a cereales era renunciar al postre después de la cena. A veces, tendría que mantenerme ocupado sólo para dejar de pensar en el furor de azúcar dentro de mí. Lo extraño fue que empecé a comer menos, ya que trate de mantenerme alejado de cualquier cosa con una cantidad grande de azúcar en ella.

Lo que me pareció muy sorprendente en esta etapa fueron mis **cambios emocionales**. Yo era en realidad fácil para irritar. Y cualquiera que me conoce puede decir que normalmente soy una persona de carácter tranquila. Mi cuerpo y mi mente estaban pasando por algunos serios síndrome de abstinencia. Algunas personas me preguntaban por qué era tan abrupto con ellos. Yo jugaba bromeando. Más tarde, encontraría todas las razones detrás de mis comportamientos.

Capítulo 3

Perder 9 Kilos en 25 días

Un día, fui al gimnasio y las pesas me parecieron más pesadas. Me senté unos minutos preguntando, qué pasó con todas mis fuerzas? No fue difícil de entender una vez que corrí a la escala para ver cuánto pesaba. Mi peso se ha reducido otros 3 kilos. Guau, después de un poco más de tres semanas, había bajado alrededor de 6 kilos. Ahora yo no me esperaba esto, así que no sabía qué tipo de reacción me darían todos. Por supuesto, no conseguí una gran respuesta de los culturistas en el gimnasio. Ellos pensaban que estaba cometiendo un pecado por perder tanto musculo; sin embargo, recibí una buena respuesta de casi todos los demás. Muchas mujeres me darían elogios por ninguna razón. Me digo a mí mismo, realmente me miro tan diferente después de todo? Muchas personas me decían lo joven que parecía. La mayoría de la gente realmente parecen más jóvenes cuando bajan de peso. Muchas mujeres me dicían que "Qué guapo era". La razón era simple: había perdido peso en mi cara. Poco sabía yo que había encontrado una razón totalmente diferente para andar caminando con una sonrisa en mi cara.

Unos días más pasaron, noté que toda mi ropa era demasiado grande. Mi cinturón incluso no me quedaba. Levantando pesas ahora se había vuelto en un enemigo porque todo se sentía pesado. Me subí a la bascula de nuevo para ver si había perdido más peso. No me sorprendio, que había bajado otros 3 kilos. Cuál sería la reacción de todos ahora?

Todos los elogios que estaba recibiendo se volvieron contra mí en un instante. Las mujeres me preguntaban si estaba enfermo. Algunas incluso se ofrecieron cocinar para mí (haha). Al menos esos comentarios me hicieron reír. Muchos amigos me preguntaban por qué estaba tan estresado. Por primera vez, pude mírame en el espejo y ver cuánto había cambiado. Fue en ese momento que decidí parar la locura. No podía soportarlo más. Me sentía bien, pero estaba delgado como un carril. Bajar a 82 kilos nunca fue una de mis metas. Era tiempo de poner de nuevo algo de peso. No me imaginaba que todo esto causó otros problemas. Mi estómago se había reducido hasta el punto donde era rara la vez que tuve dolores de hambre. Cómo iba a poner de nuevo todo ese peso de prisa? Durante las próximas dos semanas, intente consumir más alimentos. Esto no funciono muy bien, porque básicamente me estaba forzándo a comer. No quiera convertirme en un enorme comedor de la carne de nuevo, así que decidí someter mi cuerpo a otro experimento. El siguiente experimento sería comenzar a poner diferentes tipos de azúcar refinada en mi cuerpo.

Sin saber, a este punto, mis pupilas estaban muy activadas. Recuerdo claramente tratando de comer un pedazo de pastel amarillo de mi madre una noche. Estaba delicioso, pero era demasiado dulce. Después de unos bocados, fui sorprendido porque mis dientes empezaron a arder un poco. El resto de mi pedazo de pastel terminó en el bote de basura. Por cierto, mis dientes ardian ligeramente durante unos cinco minutos.

Dos días más tarde, traté de beber un refresco. Nunca olvidaré ese día en mi vida! Después de beber la mitad, empecé a maldecir en voz alta mientras seguía agarrando mis mejillas! La mejor manera que podría describirlo sería **como tener una limpieza dental y sientes sus encías ser arrancadas**. Por cierto, la sensación de ardor duró alrededor de media hora. Jugos tuvieron un efecto similar en mí. Tardó un poco más de dos semanas de consumo constante de azúcar refinada antes de que los sensores en mi boca dejaran de detectar que tan dulce ciertos alimentos realmente son.

Tomó cerca de un mes antes de que viera un aumento de peso por comer azúcar refinada junto con alimentos basados en almidón. De hecho, he podido volver a cerca de 86 Kilos unas semanas más tarde. Todos estos cambios de peso sucedieron como resultado de todas las azúcares procesadas. Nunca olvidaré la lección que aprendí en esos tres meses. Azúcar refinada siempre llamará a mi nombre, pero como menos azúcar ahora que todos mis años en esta tierra. Debo decir, que no me he sentido tan bien desde mis años en la secundaria.

Estoy agradecido por este extraño proceso de subir y bajar de peso. Fue por esto que me volví tan motivado en estudiar a cerca de esta horrible comida que llamamos azúcar. Realmente es nuestro peor enemigo. Lo que realmente me

gusta es el hecho de que ya no he tenido un
problema de peso.

Capítulo 4

Se trata de una droga

Comencé escuchando a varios expertos de salud y viendo documentales de comidas. Cuando empecé a buscar esta información en libros de la biblioteca y tienda de libros, ya sabía la tragedia que esta comida estaba causando en nosotros. El factor más sorprendente de toda la información que obtuve fue el hecho de que el azúcar se utiliza como arma contra nosotros. Esta arma sucede ser la droga más poderosa del mundo.

Ahora no me malinterpreten. Nuestros cuerpos necesitan ciertas cantidades de niveles de azúcar para mantener una buena salud. No hay ninguna duda. El problema es que la gente no entiende que la única azúcar que necesitamos es azúcar natural, que provienen de frutas y verduras. Azúcar procesada no crece de la tierra. Es el hombre quien creo este veneno.

Los efectos peligrosos causados por la azúcar son incontables. Nos enfermamos y terminamos en el hospital. Los médicos nos dicen que tenemos enfermedades hereditarias. Gente, nos juegan como marionetas. La verdad es que simplemente no pueden dar una respuesta correcta sobre nuestra enfermedad. En la mayoría de los casos, no nos dicen exactamente la manera de deshacernos de los problemas para siempre. Por cierto, el hospital es un gran juego de monopolio que está jugando con todos nosotros, pero eso es otro tema en sí mismo.

Necesitamos limpiar nuestra mente de todo el lavado de cerebro al que hemos estado expuestos durante tantas décadas. El médico principal en su vida debe ser usted. **Usted es quien controla lo que entra en su boca.** Lo que ponemos en nuestra boca determinar las condiciones de nuestros cuerpos. A partir de mi poco tiempo de la investigación, he encontrado que la mayoría de las personas son adictas a azúcar blanca. Esta azúcar es una puerta de entrada a todos los otros azúcares.

El azúcar es la razón por la que la mayoría de las personas tiene sobrepeso. Tuve tantos síndromes de abstinencia porque el azúcar refinada es comparable a tomar cualquier droga de la calle o médico. Puede aceptarlo o no. Por favor, haga su propia investigación. Mi actitud irascible surgió porque no estaba recibiendo mi golpe habitual de mi droga favorita. Todos hemos visto cómo las gentes adictas pueden actuar cuando no pueden obtener una droga en particular. La parte divertida es que estamos tan mal como ellos, pero nosotros no tenemos idea de lo que realmente está pasando. Si la gente se examinara de cerca, vería cuán adictos realmente son. Sí, estoy hablando de todos nosotros. La razón porqué no detectamos que dulce ciertos alimentos son es porque todo el azúcar que consumimos desensibiliza todos los detectores en nuestros cuerpos. **Nuestras bocas están cargadas con cientos de sensores que se supone deben detectar lo peligroso que es algo para nosotros.**

Lo que realmente estoy tratando de transmitir a América es que nuestro enemigo principal es el azúcar. Le digo a la gente todo el tiempo si están contando calorías es posiblemente que están tomando un enfoque equivocado hacia la comida. Contando calorías es muy engañoso. Es la azúcar que añade las calorías reales porque no viajan a través de nuestro cuerpo correctamente. Pastel de azúcar arriba en los intestinos provocando estreñimiento constante. Contamina la sangre, lo que resulta en el endurecimiento de las arterias. Al final, estas potentes sustancias químicas hacen que cada órgano se haga trabajar más a sí mismo.

Hoy, me río cuando oigo que alguien alardear sobre un producto que contenga pocas calorías. Pero ese producto tiene un sabor muy dulce. Esto es donde yo tendría que decir que la industria alimentaria es una mentira directa en mi opinión. El alto contenido de azúcar mezclada con productos químicos son las calorías ocultas de lo que la gente tiene que preocuparse. Sinceramente, el conteo de calorías es un misterio. Personas preguntan por qué siguen subiendo de peso después de usar estos llamados fabulosos productos. Para empeorar las cosas, muchos de estos azúcares químicos ni siquiera son digeridos por nuestros cuerpos. Simplemente pasan por nuestro intestino sin procesar. Esto es exactamente por qué algunos productos dicen no tener calorías en sus etiquetas. La administración de alimentos les permite usar esas palabras. Si ciertos materiales pasan a través de nuestros cuerpos sin procesar, tiene el rótulo como calorías vacías. Esto es pura tontería.

Productos sin azúcar también están lavados del cerebro. Se trata de una gran broma. Es simplemente un esquema de comercialización en mi opinión. Por lo general, en el centro de estos productos es un sabor dulce químicamente. Esto va para ustedes, fieles consumidores de deportes. Personas caen en estos trucos, porque están llenos de vitaminas. Creo que esto da a la gente una falsa sensación de energía. Es realmente un impulso de azúcar, que la gente confunde por energía. La mayoría de estos productos contienen sacarina y sorbitol. Prefiero tener azúcar blanco en mis venas que algún tipo de dulcificantes artificiales cualquier día. La próxima vez que usted tome algo dulce con la etiqueta diciendo "sin azúcar", quiero que se pregunte usted mismo una pregunta. Cómo diablos lo hicieron dulce, entonces?

Productos sin azúcar son hechos en laboratorios. Todas las personas con diabetes deben tener mucho cuidado de estos productos. Estan jugando con usted, en mi opinión. Su cuerpo va a pagar por eso así como sus bolsillos. Casos de diabetes se han duplicado en los últimos 25 años debido a este tipo de dulcificante artificiales.

Aquí está una lista corta de nombres bajo los cuales, el azúcar refinada se clasifica. Ellos siempre están en la parte posterior de productos en la sección de ingredientes.

Azúcar blanca

Azúcar morena

sucrosa

Azúcar de remolacha

Almíbar

Melaza

Azúcar sin refinar

Azúcar invertida

Azúcar pulverizada

Miel

Sí, he dicho miel porque tiene el mismo efecto como el azúcar, pero a un ritmo más lento. Apuesto a que muchos de ustedes decían que la miel era genial para el cuerpo. También procesan este delicioso producto. Lo curioso es que la gente piensa que la miel sólo crece naturalmente en un panal de miel. La verdad es que la miel es saliva de abeja, o podría incluso si quieren llamarlo vomito de abeja, sin embargo, es mucho más nutritiva si se trata de miel salvaje que es sin procesar. **Pero** al final del día, yo diría que la miel cruda tiene algunas buenas minerales en ella, y se utiliza para muchos desórdenes alimenticios.

Para todos ustedes bebedores sofisticados por ahí que les gustan bebidas sin azúcar que contienen ácido ascórbico, están siendo engañados en mi opinión. Es peor que el azúcar blanca. Las empresas no nos dicen esto; es una azúcar ácida.

Para todos por ahí que tienen que tomar una taza caliente de café en la mañana, que sucede ser una droga en sí mismo (pero no estamos discutiendo eso), donde quiera que vayamos, se nos ofrece dulcificantes como Sweet 'N Low o sacarina. Escoja el azúcar blanco sobre estos dulcificantes artificiales. Este tipo de sustancias químicas produce mucho más daño a nuestros cuerpos. Podría despertar con doble personalidades, o una nariz creciendo al lado de su cuello. Tenga en cuenta que debe beber café como la escuela vieja lo hizo sin azúcar en absoluto.

El azúcar es la razón por la que estamos exceso de peso. Cada uno debe hacer un poco de investigación sobre el azúcar refinada. Usted encontrará que solo pretende ser es un alimento. Tienen una cuenta de vitaminas o minerales muy baja. Las células fuertes tratan de corregir el problema en su sangre. El resultado final es un agotamiento de las células por lo general. Azúcar borran a las vitaminas en nuestros cuerpos que se deben utilizar más tarde. Esto deja el cuerpo en un estado de enfermedad. Enfermedades tales como diabetes de azúcar, falla cardiaca, falla renal, y todas las principales enfermedades, están ligadas a la azúcar procesada.

Tal vez la más notoria enfermedad ligada al azúcar es la enfermedad diabetes de azúcar. Azúcar daña el páncreas, que es el productor de insulina. Cuando el páncreas no puede producir insulina en sí mismo, el cuerpo se pone fuera de servicio. Los niveles de azúcar en el cuerpo suben muy alto o caen demasiado bajo de los niveles necesarios. Estos desequilibrios producen síntomas como fatiga, nerviosismo, irritación y pensamientos irracionales. Estos síntomas pueden revertirse cambiando solamente el consumo de alimentos. Si la gente sólo tomara el tiempo para estudiar, descubriría la verdad detrás de la mayoría de estas horribles enfermedades. No tendríamos que tomar pastillas del doctor todos los días, las cuales no se deshacen de toda la enfermedad en el cuerpo. Si lo hicieran, por qué tenemos que seguir constantemente tomando las pastillas?

Fui adicto a esta droga

Capítulo 5

Esta en todo

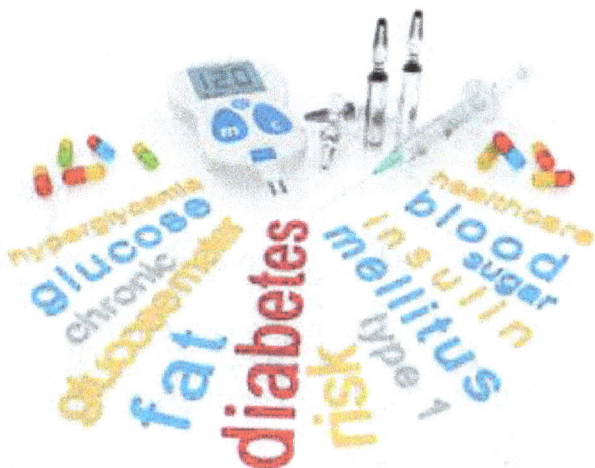

Todos tenemos momentos a los que se les llama, la tristeza de azúcar. Tiene una historia antigua, pero no fue un gran problema hasta los últimos cien años. Innumerables cantidades de personas han muerto implicando el tráfico de esclavos por azúcar. Hubo plantaciones para producir esta química mala. Lo que fue una gran delicadeza se ha convertido en un arma para el poder. Está dirigido a diferentes grupos de personas para la esclavitud mental. Me pareció alarmante que mis padres me dijeron que en el pasado, los médicos les decían que les dieran agua con azúcar a sus hijos para la energía. Qué clase de basura es eso? Esto es pura locura.

Cuando pienso en ello, aún no podemos alejarnos del azúcar. Lo único que podemos hacer es reducir las cantidades que comemos porque es rociada en más de la mitad de nuestros alimentos. Hay rastros de azúcar en galletas, papitas, salchicha, carne ahumada y pan. No es difícil averiguar que por ahí está un grupo de personas que no se preocupan por los problemas de salud en América. **En mi opinión, no debería estar en la mayoría de los alimentos a menos que nosotros decidieramos ponerle allí.** Hay demasiados productos en las tiendas cargadas con dulcificantes Ya es suficientemente malo que la pasta y el arroz no es más que almidón. Estos son nuestros favoritos, pero hacen la misma cosa que la azúcar en la sangre.

Constantemente vemos en la televisión que en América hay una preocupación por la obesidad en nuestros hijos. Vuelvo a pensar en cuando yo era un niño en la escuela. Las máquinas de aperitivos estarían llenas de dulces y bebidas. Cómo están estos productos en muchas escuelas? ¿La administración de alimentos se preocupa realmente por nosotros? Tengo que decir que no porque el azúcar tiene el mismo efecto que las drogas. Esto hace que nuestros cuerpos estén débiles. Si su cuerpo es débil, **su mente se vuelve débil**. Drogas son utilizadas para controlar los patrones de pensamiento de las personas. Hay un grupo de personas que quieren engancharlo a este material.

Es necesario abordar el tema sobre la necesidad de que haya cambios en la manera que escojemos la comida, pero eso sólo se puede hacer si los niños están siendo enseñados por sus padres y maestros. Durante décadas, hemos estado en una dieta de alimentos que no están de acuerdo con nuestros órganos internos. La azúcar está en la tapa de la pirámide cuando se trata de alimentos que causan enfermedades.

Todo lo que las personas tienen que hacer es escribir durante unos días lo que consumen. Garantizo que es, sobre todo, almidón, azúcar y carne. Llamo a estos **Los tres grandes**, y están matando nuestros sistemas. Lo que tienen que hacer es cambiar lo que comen para la salud. Crear milagros dentro de su propio cuerpo.

También aconsejaría que dejen de comer su comida más grande en la cena. La mayoría de las personas comen demasiado, luego se acuestan con mucha incomodidad. Coma más durante el día, para que la comida se digiera naturalmente a partir de sus actividades durante todo el día. Nuestros hábitos alimenticios están demasiado cerca de los cerdos. En vez de comer para llenarnos, nos alimentamos hasta que no tenemos más remedio que sentarnos durante largos períodos de tiempo. Esto es repugnante. Gente **hagamos un cambio.**

Algunos edulcorantes artificiales

Sacarina

Aspartamo

Sucralosa

Neotame

Sorbato de potasio

Dextrosa

Equal

Sorbitol

No les digo a personas que dejen de comer azúcar refinada. Les pregunto cuánta azúcar ponen en sus cuerpos. Es curioso porque a cada persona que le pregunto realmente no sabe cuántos elementos están bajo el paraguas de la azúcar refinada. Por ejemplo, muchas personas me dicen que realmente ni siquiera les gustan los dulces. Les digo que eso es bueno, pero luego pregunto qué es lo que beben. La mayoría de las veces, su bebida favorita está llena de jarabe de maíz de alta fructosa. Ellos se sorprenden cuando les explico que su adicción podría ser peor que la mayoría de la gente.

Todos estamos en el mismo barco cuando se trata de nuestro deseo por dulces. No se nos ha enseñado el conocimiento de lo que hay en nuestros alimentos. Estudia por ti mismo un poco a la vez, y verá porqué tenemos tantos problemas de salud. Enseñe a ustedes, luego, enseñen a sus hijos. Sobre todo usa tu sentido común.

Refrescos - Ahora todo el mundo sabe que esto no es un producto que se debe consumir con regularidad. Todos sabemos que no es bueno para nosotros, pero es delicioso. El problema es que bebemos sobre una base regular. Este producto ha puesto siempre nuestros cuerpos en un estado de enfermedad, porqué es mucho mas peor para nosotros de lo que solía ser?

Si miramos atrás en el tiempo antes de los años 1980, refrescos eran hechos principalmente con azúcar de mesa. Gradualmente, se cambió de azúcar de mesa al jarabe de maíz de alta fructosa. Este jarabe es tres veces más dulce que el azúcar de mesa. No sólo eso, es mucho más barato para hacerse. Las compañías de refrescos podrían ahora hacer el doble de ganancias de sus consumidores. Todo el mundo estaba feliz porque había refrescos para todos en América, y todo el mundo podía consumir muchas variedades de refrescos.

Unos años más tarde, múltiples problemas de salud se presentaron en la escena. Muchas personas terminaron en los hospitales a nivel nacional de diversas enfermedades. No eran nuevos, pero la velocidad de las enfermedades se había triplicado. Tal vez el órgano al que le hizo el mayor daño, fue al hígado.

Mi pregunta es, "por qué el refrescos esta disponible dondequiera que miremos?" Por ejemplo, en muchas escuelas, refrescos y dulces están disponibles todos los días. Esto no tiene sentido para mí. Alguien no se preocupa por nuestros hijos. Diré sin embargo, cambios están ocurriendo en muchas escuelas donde están proporcionando alimentos más sanos.

Refrescos de dieta - Que esto sea una bandera roja para ustedes, señoras y señores. Muchos de ustedes piensan que esto es un buen reemplazo a tomar refresco regular. La palabra dieta hace el producto inocente, así que comprendo porqué esto suena confuso. Si es confuso. Preste especial atención a los ingredientes en la etiqueta. Apenas puede pronunciar los nombres de los ingredientes y todos los químicos. Si intenta bajar de peso con el consumo excesivo de refrescos de dieta, usted está para un despertar. Los ingredientes son todos químicos. En realidad, estás mejor bebiendo refrescos regulares en mi opinión.

Jugos - Sé que muchos de ustedes disfrutar de tomar jugo diariamente, ya que son ricos en vitaminas. Es hora de romper algunos corazones, especialmente ustedes tomadores de jugo de naranja por ahí. La mayoría de las variedades de jugos se hacen a partir de concentrados. Pero la mayoría de la gente no sabe lo que son concentrados. Están hechas de un proceso que hierve y la mayoría quitan todo el material saludable. Sin embargo, la administración de alimentos permite que estos productos sean etiquetados como todo natural o sin azúcar. Es todo un juego, de que estas empresas se enriquecen. Para los jugos que digan 25 a 50 por ciento de jugo verdadero, mejor tómese un refresco. Estos productos contienen ingredientes dañinos.

Para la gente por ahí tratando de bajar de peso, por favor, no tomen grandes cantidades de estos tipos de jugos. El otro tipo de azúcar en jugos de fruta es jarabe de maíz alto en fructosa, que es mortal. Años atrás, me bebía tazas grandes de diferentes jugos todas las mañanas. Durante un período de tiempo, noté que mi estómago tenía una sensación ardiente por las mañanas. La razón de esto era todo lo que yo bebía contenía jarabe de maíz rico en fructosa, que es muy ácido.

Para los vigilantes de peso, mantenga estas bebidas al mínimo. Los únicos jugos que son seguros en mi opinión son recién exprimidos. Los jugos que están segundos en la línea son pasteurizados al instante ya que contienen fuerte rastros de vitaminas. El problema es que este tipo de jugo es caro, así que no te mates tratando de comprar estos artículos. No se necesita una gran cantidad de jugo para la salud de todos modos. Coma una pieza de fruta y deje de ser engañado por la industria. Los jugos que ha estado bebiendo son sólo otra forma de azúcar.

Bebidas deportivas / bebidas energéticas - La mayoría de ellos están cargados de niveles muy altos de azúcar. Mantenga los al mínimo. Las bebidas energéticas son un fenómeno nuevo que nos está poniendo en el hospital a un ritmo alarmante en mi opinión. Empresas sigan agregando químicos que nunca hemos oído hablar de los productos, y ni siquiera pueden pronunciarlos. Estos químicos están desgarrando nuestros cuerpos y nuestras mentes a la mitad.

El punto es- Recuerda, todos somos adictos al azúcar. La lección que debemos aprender es bajar tu consumo de azúcar refinada. Todavía amo refrescos, pasteles y tartas, sin embargo, yo como y bebo con moderación. Mi peso y mis síntomas de la mayoría de las enfermedades se han estabilizado. Este libro está dedicado a todos aquellos que se ven afectados por múltiples problemas de salud. Más probable es que sus problemas vienen directamente de su cocina. Despierta y huele el café sin azúcar. Usted puede cambiar; Yo sé que yo he cambiado.

No sé si es verdad o no hasta que haga más estudios, pero algunos dicen que el azúcar está muy ligado al miedo en la mente. Esto puede ser cierto, porque en mis sueños desde pequeño siempre me encuentro a mí mismo siendo perseguido por alguien o algo. Desde que dejé de comer tanta azúcar, mis sueños han cambiado. Ya no me escapo de mis sueños, ahora, me defiendo.

Qué piensa usted?

La azúcar es la peor de drogas en los Estados Unidos, en mi opinión. Todos tenemos amigos y familiares que están adictos a las drogas callejeras o medicamentos. Pero te preguntas cuántas personas conoces son adictas a la azúcar. Después de leer la información contenida en este libro, su respuesta debe ser todos que conozco, incluyéndote a ti mismo. Es verdad, tenemos antojos desde el amanecer hasta la al atardecer. Por cualquier medio necesario, nos aseguramos de tener nuestro impulso diario sólo para pasar el día.

Yo no soy médico, ni tengo un título de médico, pero el sentido común es el título más alto que uno puede recibir en la vida. Quiero que las personas sepan que tienen opciones. Sólo quiero ayudar a la gente un poco, y eso es probablemente por qué la gente me llama un escritor espiritual.

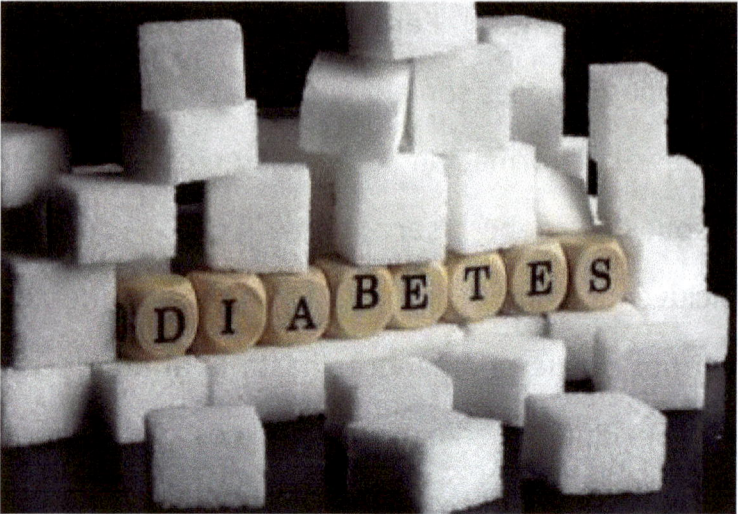

Consejos perjudiciales de azúcar

1. Obesidad - aumento de peso de calorías vacías de azúcar. Azúcar no tiene casi ninguna fibra, vitaminas y minerales.

2. Diabetes-daña el páncreas que resulta en niveles altos o bajos de azúcar.

3. Ácido reflujo-azúcar causa indigestión. El cuerpo en su totalidad se pone en un estado ácido.

4. Osteoporosis - niveles altas de azúcar pueden causar que los huesos se vuelven blandos debido a los niveles bajos de calcio.

5. Riñón - posibilidades de obtener cálculos renales se duplican con altos volúmenes de azúcar.

6. Cáncer-azúcar crea deficiencias en todo el cuerpo que resultan en cáncer.

7. Sangre-azúcar hace que el cuerpo produzca mucosa que hace espesa la sangre

8. Enfermedades del corazón - las arterias alrededor del corazón se obstruyen, por lo tanto, la correcta cantidad de la sangre no fluye hacia el corazón.

9. Caries dental, el esmalte liso sobre los dientes se convierte áspera. También causa caries y el mal aliento.

10. Hígado jarabe de maíz alto en fructosa es uno de los principales enemigos del hígado. Esto

causa la enfermedad llamada cirrosis, que es un hígado contaminado.

Consejos para comer saludables

Comience hoy- sólo te estás engañando a ti mismo por esperar hasta mañana.

Beber agua- tal vez la parte más importante de la buena salud. Esto ayudará a lavar toda la basura que está tomando.

Hábitos de azúcar-usar su sentido común, por favor. Si usted ha estado comiendo pastel hoy, no siga con un refresco. Beba agua para el resto del día. Si usted ha estado bebiendo refrescos durante todo el día, no coma postre.

Pequeñas porciones- coma para recibir energía y estar cómodo. Pare de comer como si fuera su última comida del día.

Cuando comer-no hay un tiempo determinado para comer, pero dejar de esperar hasta la noche para comer su comida más grande. Coma la comida grande durante el día.

Sudor-no sentarse sin hacer nada físico todos los días. Ir a bailar, bolos, jugar al baloncesto o ir a un gimnasio. Dejar de hacer excusas.

Reemplace blanco artículos-reemplazar el pan blanco con cualquier pan de color oscuro. Reduzca su consumo de arroz blanco y tortillas. Comience a comer productos de granos enteros.

Alternativos-pruebe el jarabe de arce o jarabe de agave, miel cruda, o Stevia.

Sentido común-el mayor alternativa.

Datos de la azúcar refinada

1. A principios del siglo 19, se consideraba elegante tener un plato de cubitos de azúcar en su cocina.

2. Entre más azúcar se consume, más lo anhelan. Un tipo de azúcar es una puerta de entrada a otras azúcares.

3. El valor nutricional de azúcar es casi inexistente.

4. Se ha demostrado que hacer cualquier mal condición de salud peor.

5. Se deshidrata el cuerpo.

6. Numerosos estudios demuestran que la mayor cantidad de azúcar se consume, más peso que subimos.

7. Azúcares ocultos se encuentran en papitas, pan, jugos, bebidas deportivas, etc.

8. El azúcar es la razón principal la gente gasta tanto dinero cada vez que entran en los almacén. Estamos inconscientemente atraídos por cualquier cosa que se ve dulce.

Definiciones

Azúcar refinado - proceso de extracción de la sacarosa de una planta en particular. El contenido de agua es eliminado junto con otros materiales. Las vitaminas y las fibras están dentro de estos materiales.

Sacarosa - compuesto orgánico conocido como azúcar de mesa. También se llama azúcar de mesa, azúcar blanco, azúcar moreno, azúcar turbina, azúcar invertida, azúcar de caña, azúcar de remolacha y sacarosa.

Melaza - un subproducto de la refinación de azúcar. Se produce como un dulce líquido espeso.

Concentrado - Jugo de fruta concentrado, se ha eliminado todo el contenido de agua. El agua es lo que contiene todo el contenido de minerales. Lo que queda es una sustancia dulce, que es perjudicial cuando se toma en grandes cantidades.

Melaza negro correa - un subproducto de la melaza. Se produce como un líquido espeso oscuro.

Edulcorantes artificiales - un aditivo alimentario que duplica los efectos del azúcar en Las papilas con mucha menos energía.

Maíz con alta Jarabe de fructosa -azúcar a partir de un maíz altamente procesado.

Drogas - una sustancia una vez absorbida por el cuerpo altera las funciones corporales normales.

Diabetes - una enfermedad seria causada por altos niveles de azúcar en la sangre. Curable por cambia los habitus dietéticos

Testimonio:

Robert es mi hermano menor. Tengo mucho respeto por él. En los últimos años, obtuvo un doctorado en la vida, en mi opinión. Hace unos años engorde y no podría bajar el peso por nada. Hacia ejercicio en el gimnasio y perdía pulgadas, pero la escala sigue siendo la misma. En una conversación con mi hermano, que estaba explicando mis frustraciones. Le expliqué lo que comía y bebía todos los días. Me dijo que trate de quitar azúcar de mi dieta. Él entró en detalles sobre cómo todos los jugos y refrescos contienen azúcar en ellos. Bueno, yo bebía jugo de naranja todos los días, y no me refiero a jugo de naranja exprimido. El jugo de naranja estaba lleno de azúcar, y fue concentrado.

En primer lugar, he dejado de beber jugo de naranja, y en segundo lugar, he dejado de beber café porque pondría un montón de azúcar y crema en el café. Era muy difícil renunciar al café porque me gustaba tomar un café por la mañana. He dejado de beber el jugo de naranja y café y en dos semanas perdí 2 Kilos. Este fue el momento en que me hizo eliminar azúcar todos juntos durante unos 2 meses, y me puse a investigar en las bibliotecas y tiendas de libro. Mayoría de la gente no sabe que investigue, pero yo necesitaba hacer esto para ayudarme a entender. Algunos de los comentarios mismos mi hermano experimentó de otras personas también experimenté. Personas estaban haciendo preguntas acerca de cómo perdí peso. Estaba tan emocionado; me dieron ganas de perder más. Decían, "Te ves muy bien y tu cara también." Yo sabía que era la pérdida de peso. La razón de mi cara parecía diferente fue porque perdí peso en mi cara también.

Ni que decir, he podido perder 8 Kilos. La buena noticia es que he podido mantenerlo. Como pastel, galletas, caramelos, y bebo jugo / refrescos / café, pero con moderación. Yo bebo mayormente agua con todas mis comidas diarias. Esta es la forma en que he sido capaz de no aumentar de peso. Estoy muy agradecido.

VOLUMEN 2

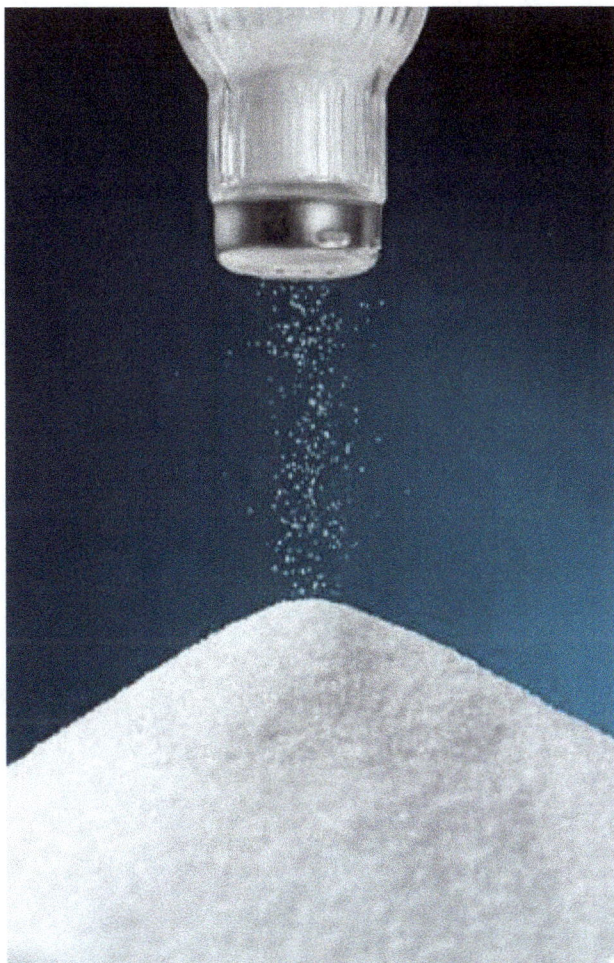

Capítulo 1

Gemelo mortal del de la azúcar

Anteriormente, he escribí sobre las consecuencias de salud mortales de comer azúcar refinada. Es, sin duda, el enemigo número uno de las cosas que consumimos. Azúcar es producida por toneladas, y la consumimos por toneladas. Este proceso no se detendrá en el corto plazo, así que ten cuidado. Lo que no sabía era la azúcar tiene un gemelo asesino no era consciente. Este producto viene en forma de cristales blancos también. La mayoría de la gente tiene en sus cocinas. Estoy seguro de que sabes la respuesta, verdad?

Es curioso, porque yo no tenía idea de lo fanáticos a la sal que somos. Puedo entender nosotros siendo adicto a la azúcar porque todo el mundo le gusta el sabor de algo dulce. Pero lo sorprendente que he encontrado es que la sal es básicamente en todo también, pero se disfraza bajo diversos nombres. Lo que es aún peor es que sólo se necesita una pequeña cantidad de sal para hacer mucho daño en todo el cuerpo.

Antes de empezar, vamos a retroceder en el tiempo y ver cuándo en los EE.UU. el consumo de sal se convirtió en práctica. Ahora, por supuesto, sabemos que nadie inventó este cristal blanco, pero la propia naturaleza. Se formó en el mar o en las minas de sal en el interior de la tierra. Desde la humanidad ha vagado por este planeta, han estado usando sal para muchos propósitos. En la antigüedad, comieron también, pero en cantidades mínimas. Uno de sus principales objetivos era conservación de los alimentos, como las carnes. Este método funciona mejor que nuestro refrigerador común.

Sal fue utilizada para muchos propósitos espirituales también. Fue utilizado para bendecir bodas y este ritual se lleva a cabo el día de hoy.

También se utilizó para preservar a momias en diferentes partes del mundo. Muchas culturas religiosas usan sal en rituales para deshacerse de los demonios.

Cultivar estos cristales blancos estaba en muy alta demanda hace pocos cientos de años. Era más valiosa de lo que es hoy. Antes de que los americanos estuvieran occidentalizados, los indígenas negocian estos valiosos cristales de forma rutinaria. Estos cristales valiosos podrían ser negociados para cualquier cosa.

Tradición minera de sal continuó como los pioneros ampliaron su camino a lo largo de la frontera occidental. El poder de negociación de sal disminuiría, pero siempre sería una mercancía caliente. Humanos siempre tienen una conexión, porque es un gran mineral natural de este planeta. Con el tiempo, el uso de estos cristales se ha convertido en numerosos alturas. Hay más de unas centenas maneras diferentes que la gente lo utilizan. Aquí está una lista corta que podría ser beneficioso para su vida cotidiana.

Propósitos de la Sal

1. Su uso más importante está en nuestras carreteras en los Estados Unidos Se utiliza como un compuesto de deshielo para superficies de concreto.

2. Por un incendio de grasa emergencia, echar sal sobre el fuego. No utilice nunca agua.

3. Enjuague el ojo rasposo con agua salada.

4. Sal y jugo de limón elimina el moho.

5. Agua tibia y sal limpia desagües.

6. Utilizar como un pulimento para limpiar latón y plata.

7. Echar sal sobre los derrames en el interior del horno cuando aún está caliente. Derrames desaparecerán fácilmente.

8. Rocíe sal sobre sartenes lavadas. Caliente durante un par de minutos y limpie. Alimentos ya no se pegará al sartén.

9. Eliminar mancha de café en tazas.

10. Echar en lugares para desalentar hormigas se acumule allí.

11. Limpiar la parte posterior de la plancha con sal

12. Lave verduras y lechugas con agua salada. Esto evitará que se marchite.

13. Prueba de los huevos colocándolos en agua salada. Huevos frescos flotan, y los huevos malos se hunden hasta el fondo.

Capítulo 2

Sal de mesa

Desde la antigüedad, hemos estado utilizando esta sustancia blanca en nuestras dietas. Sin embargo, la calidad de este mineral ha disminuido enormemente. En el tiempo, las tribus permitieron los minerales que el sol seca naturalmente al igual que todos sus alimentos. No estaban consumiendo mucha sal en la antigüedad, pero con la desinformación del conocimiento en los últimos cien años, hemos consumido sal a unos niveles alarmantes.

Ha disminuido hasta lo que se conoce como sal de mesa, que se compone de cloruro de sodio. Todas las criaturas vivientes requieren los dos componentes en cantidades menores. La palabra clave es menor, lo que significa una cantidad muy pequeña. Expertos en salud recomiendan que las personas deban limitar la ingesta de este mineral.

A pesar de las recomendaciones, cómo el hogar Norteamericano termino con sus gabinetes llenos de sodio?

La mayoría sal en la cocina que la gente tienen es la sal de mesa y sal yodada. Ambos resultan ser muy refinado. En el siglo 19, los aditivos, tales como carbonato de magnesio y yoduro de potasio, entró en la ecuación. La sal de mesa es mayormente procesada para eliminar trazas de minerales y aditivos se añaden para prevenir la formación de grumos. La sal yodada es, básicamente, la sal de cocina con yodo agregado a él. El yodo añadido es beneficioso, pero tal vez sea la única parte beneficiosa de esta sal dañina.

Desde que los Estados Unidos se convirtió en occidentalizada, la el consumo de sal creció lamentablemente y hasta la fecha, este cristal blanco permanece en nuestros gabinetes esperando para hacernos daño cada vez que rociará sobre nuestros alimentos. Al igual que la azúcar sentada en la cocina, la sal se utiliza como un arma contra nosotros.

Desde que empezamos a consumir más de este producto, la salud se ha deteriorado. Y el uso de la palabra deteriorado es probablemente una subestimación. Nuestra salud ha sido devastada, porque hemos sufrido incontables víctimas, pero la devastación continúa y las víctimas han aumentado rápidamente desde principios del siglo 19. Esto es cuando se introdujo la sal de mesa como condimento y por razones de salud. Consejeros de salud añadieron yodo a la sal y nos dijeron que era beneficioso para nuestro cuerpo. **Es esto realmente la verdad?**

Este mineral pasaría a convertirse en una droga para la casa americana. Personas no podían consumir alimentos cocinados a menos que tuvieran un sabor salado. La historia de mi familia es de una cultura negra, así que soy testigo de este tipo de alimentos. Mi cultura consume deliciosos platos conocidos como comida soul. Este es realmente un gran sabor, pero está saturado de sodio. El pollo frito está lleno de sal, los macarrones y queso está lleno de sal, y no voy a mencionar cuánta sal hay en las costillitas. Estas son sólo un par de artículos de comida. Hay muchos más artículos sabrosos, y todos están contaminados. Un par de días comiendo alimentos convertirá el cuerpo en una mina de sal.

Y la gente piensa que esto es sólo un problema para las culturas negras, son muy equivocados. En Estados Unidos, todas las culturas se han adaptado a un desorden de alimentos basados de sodio. Somos adictos, y esta adicción nos lleva al hospital. Una vez allí, estamos sujetos a todo tipo de tratamientos, y entonces tenemos varias pastillas para nuestras emociones.

Entonces la pregunta es por qué es todo esto llamado sodio en todos nuestros alimentos? La respuesta se debe a que algunos grupos de gente la quieren en todas nuestras comidas. Algunos lo llamarían una conspiración. Estas personas sean quienes sean quieren que las personas permanezcan enfermos en mi opinión. Deben ser poderosos, ya que han convencido a la administración de alimentos para permitir que los alimentos dañinos para su venta al público. O tal vez este grupo de poder no es otro que la propia Administración de Alimentos.

La principal fuente de sodio en los alimentos estos días viene en forma de glutamato monosódico (GMS). Una de las razones que se utiliza es la de mejorar el sabor de ciertos productos. Se ha conocido a efectivamente mejorar los sabores de alimentos no importa lo barato que es. Este producto perjudicial se produjo de algas en el 1900 por un científico japonés. Él aisló un elemento y se extrajo de la planta de algas, por lo que es una sal no natural. Las sales son solamente naturales en la forma en que fueron creados. Miles de años antes de este descubrimiento, se han utilizado muchos tipos diferentes de algas en su forma entera en Japón, que era totalmente inocuo.

El sodio es la razón que nuestros hijos son obesos . No fue hasta la década de 1940 que GMS se extendería por todo el mundo a unos niveles alarmantes. Junto con él vinieron muchos efectos secundarios a unos niveles alarmantes! Porque se pueden producir tan barato, la mayoría de los fabricantes lo usan porque las masas no son conscientes de los peligros que acechan dentro. Estos peligros son mucho más mortales. He enumerado algunos de los siguientes síntomas.

Dolor en las articulaciones

Estómago irritable

Gripe

Migrañas

Palpitaciones del corazón

Diarrea

Ataques de pánico

Asma

Depresión

Ansiedad

Aumento o disminución de la presión arterial

Capítulo 3

Los Códigos

Conozco a mucha gente, incluido yo mismo, que dijeron que iban a reducir la frecuencia de salir a comer en restaurantes Asiáticos, debido al alto contenido de GMS. Es cierto que lo usan mucho, pero eso no es el lugar que uno debe estar preocupado por la verdad. Desde los años 70, hemos sido envenenados con sodio en nuestros productos Americanos. La mayoría de los lugares de comida rápida contienen grandes cantidades de alimentos salados, y para mi sorpresa, tal vez el mayor culpable es nuestras tiendas de abarrotes donde GMS permanece oculto bajo nombres en clave. Por supuesto, no se nos dice esto, pero está codificado con cerca de 40 nombres diferentes. Esto probablemente aumentará debido a nuevos químicos se están introduciendo en los alimentos anual.

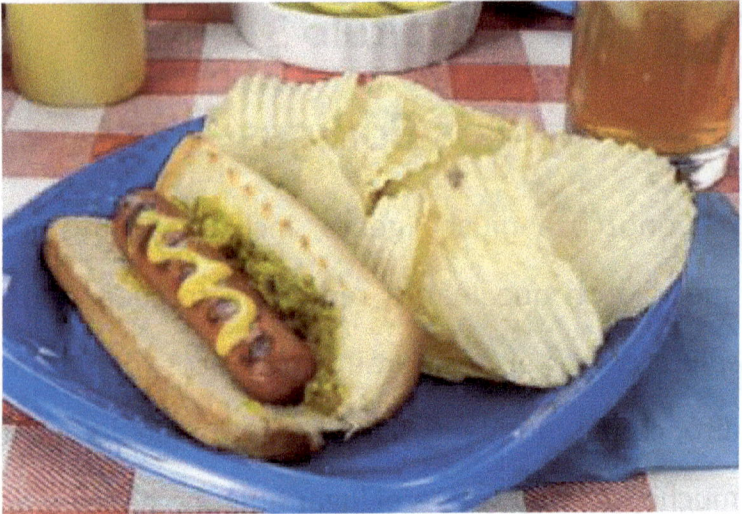

Ingredientes MSG codificada

Codo Ingredientes GMS

Alimentos de levadura

Acido Glutámico

Gelatina

Glutamato monopotásico

La proteína de soya

Glutamato de calcio

Hidrolizada (lo que sea)

Glutamato de magnesio

Aislado de proteína de soja

Proteína de suero

La proteína del suero

Acento

Caseinato de calcio

Sabores naturales

Hemos estado adictos a este químico glutamato monosódico hace bastante tiempo. Fabricantes han infiltrado en muchos de nuestros alimentos comunes bajo diferentes nombres. La razón es el fabricante puede poner un producto y etiquetarlo como sin GMS en la que tienen todo el derecho de hacerlo. Bajo el nombre de código, pueden empaquetar y venderlo como siendo sano. Hay algo mal con esta imagen. Es puramente un plan inteligente.

Aditivos de sodio codificado

Extracto de Malta

Maltodextrina

Carragenina

Malta de cebada

Goma xantana

Goma

Saborizante (lo que sea)

Salsa de soja

Caldo de pollo

Caldos

Sabor de la carne de cerdo

Caldo

Pectina

Ultra pasteurizada

Fermentado

Procesamiento de Alimentos es salado. Es cierto, la mayoría de los alimentos empaquetados tienen un alto contenido de sodio. Como la azúcar, se pone en estos alimentos por diferentes razones. En primer lugar, se mejora el sabor de los alimentos como ningún otro ingrediente. Sal incluso trae el sabor de algo dulce. Ayuda a prevenir el deterioro por el retraso del proceso de bacterias, la levadura y el moho. Otra de las razones que se utiliza es para disimular todos los sabores químicos en los alimentos que no podemos detectar. Actúa como una droga por embrutecimiento nuestras papilas.

El problema no es cuando se rocía sal en los alimentos que él / ella se está preparando a menos hecho grandes cantidades. El problema es que cada vez que la gente abra sus gabinetes, comienzan rellenar sus caras con la basura procesada, demasiadas cosas que mantener el cuerpo fuera de peligro.

Desde no se nos enseña, que no tenemos ni idea de la cantidad de azúcar y el sodio que consumimos todos los días.

Capítulo 4

Si eres adicto a la sal, son adictos al azúcar

Muchos de nuestros alimentos procesados contienen una alta cantidad sodio y azúcar combinado. Vienen en forma de sales químicas y azúcares químicos. En otras palabras, ellos caerán bajo nombres de código. Esto es la verdadera razón de por qué muchos de nosotros somos adictos a lo que se llama comida chatarra. Por ejemplo, has notado a un niño con una bolsa grande de papas fritas? No parece que lo dejó hasta que casi todas las papitas se queden abajo sus vientres.

Sodio es la razón por qué los niños son obeso. Nunca me fijé en esto hasta el examen de mi hijo y su gusto por patatas fritas, especialmente las patatas fritas que son muy picantes y sabrosos. Los mirara y sus amigos devorar grandes bolsas a la vez. Ahora, tenga en cuenta que esto fue antes de que yo estudiara algo de sal. Mis pensamientos profundos me decían algo en papitas que no estaban allí antes. Es increíble cómo los instintos nos dicen cosas que pueden ser muy cierto. Pronto después de eso, me di cuenta de un auge de las principales empresas que producen algún tipo de patatas fritas picante. Sabía que algo estaba llegando a los niños hacia este alimento procesado.

Lo que encontré fue que impulsaron a los químicos de sodio para mejorar el paladar una vez más. Ellos sólo están haciendo lo que siempre hacen: deslizar algunos productos en sus alimentos. Las cantidades de sodio que se utilizan actualmente son a un ritmo alarmante.

Los médicos recomiendan que los adultos consuman no más de 1 cucharadita al día de sal. Bueno, cómo va la gente supuestamente lograr algo que ellos no están preparados para? No se puede preparar, ya que no tienen ni idea de que están consumiendo de sodio durante todo el día. Oh sí, vamos a ver en los alimentos que contienen la sal de droga. Luego pregúntese si usted está consumiendo más de 1 cucharadita de sal al día.

Los alimentos procesados que contienen altas cantidades de sodio:

Patatas fritas

Tortillas

Cátsup

Mayonesa

Miracle Whip

Bebidas energéticas

Pan

Barritas energéticas

Queso

Aderezo para ensaladas

Pizza

Salsa de soja / teriyaki

Comida rápida

Lasaña

Fideos

Cereal

Sopas enlatadas

Aceitunas

Jugo de vegetales

Frijoles enlatados

La mayoría de las salsas

Galletas

Las carnes procesadas

Cecina

Carne enlatada

Comidas congeladas procesadas

Pasteles de carne

Como puede ver en la lista, estos son los alimentos comunes que la mayoría de nosotros comemos todos los días. Tendemos a comer regularmente pizza y alitas de pollo procesados. El mismo día, comemos papas fritas cubiertas de salsa de tomate. No hay que olvidarse de la gran bolsa de patatas que comemos desde la mañana hasta la noche. ¿Qué pasa con la salchicha y los huevos que había para el desayuno?

Por supuesto, muchos de nosotros tenemos presión arterial alta. No es por accidente sino por diseño. El diseño es para mantenernos enganchados en los alimentos a base de sodio. Tal vez la conspiración es el control de la población de las personas por suprimiendo las condiciones de las personas. Esto es exactamente lo que la sal nos hace a nosotros en muchas maneras. El exceso de este químico nos hace tener muchas deficiencias en el cuerpo. Por lo tanto, está matando a las células de nuestro cuerpo a un ritmo rápido.

Al final del día, no es un factor de control basado en el dinero que mantiene un asimiento en nosotros. Si el alimento particular es en el supermercado o de la cadena de comida rápida, el objetivo es conseguir que la gente dependa de tantos productos como sea posible. Ellos saben científicamente, las personas pueden convertirse en adictos a químicas en las sales y azúcares.

Continuamente, los productos se anuncian en los periódicos para recordarnos constantemente para comprarlos. En la televisión, hay millones gastados en el empuje de los productos con altas cantidades de sodio. Ellos saben que nuestro paladar es tan insensible que no podemos saber cuándo algo está demasiado salado. Esto es cuando comienza la conspiración. Sodio nos pone en el lugar que llamamos hospitales. Los hospitales reciben dinero por empujar a otro producto que se llama medicina. El giro viene en la historia cuando el médico nos dice que debemos reducir nuestro consumo de sal. Esta es una buena cosa, y suena tan fácil. El problema es sal refinada es en muchos de los productos bajo nombres codificados. La decepción es cuando llegamos a casa nos detenemos echar sal en la comida en casa, y creemos que tenemos el problema resuelto. No entendemos las palabras codificadas de la sal refinada. No entendemos qué productos contienen sal.

Luego, por supuesto, nos preguntamos por qué no estamos algo mejor en salud. Cómo se supone que vamos a guardar el dinero en el bolsillo cuando estamos constantemente comprando tantos productos salados?

Nos deteriorarse la salud y, a continuación, vamos a pagar a los médicos que nos curé. Así que al final, usted termina pagando dinero de dos maneras diferentes. La primera es el producto, y la segunda manera es la cuenta del doctor.

Esta información no es una táctica de terror sino una táctica consciente. Es simplemente nuestra realidad. La elección es suya si desea empujar continuamente demasiada sal por su boca. Sólo sé que sería beneficioso para usted y su familia si se reduce la ingesta de sodio, y al hacerlo, sus problemas médicos también disminuirá.

Sólo tenemos un cuerpo, así que ten cuidado de lo usted pone en él. Eres lo que comes. La verdad del asunto es que sólo se necesita la sal que se encuentra naturalmente en las frutas y verduras. La sal de mesa en su gabinete es innecesaria. La sal de mesa en su gabinete está arruinando su salud. No hay salud más beneficioso que lo que la madre naturaleza nos ha proporcionado.

No soy médico ni quiero ser. El mejor médico en mi opinión es el conocimiento. Tomar el control de tu vida y hacer un cambio. No me malinterpreten. Doy gracias a Dios por hospitales y médicos. Los necesitamos, pero nos podríamos necesitar mucho menos si nos educamos.

Palabras de clausura

Quiero que todos sepan que lo más importante de este libro es que ojalá esta será nueva información a algunas personas por ahí. Sería increíble si la información de este libro ayudó a alguien para hacer frente a uno de sus condiciones médicas. Sé que puedo ayudar a alguien por ahí.

Dios los bendiga a todos,

Robert

Creo que este libro es una llamada de atención, y animo a la gente a hacer su propia investigación.

Dios bendiga a todos,

Demetrice